Guía de alimentación en el paciente oncológico

2ª edición

Guía de alimentación en el paciente oncológico

2ª edición

Dra. Itziar Eseberri[1,2]
Dra. Ana Gracia[1,2]
Dra. María Puy Portillo[1,2]
Dra. Leixuri Aguirre[1,2]

[1] Grupo Nutrición y Obesidad. Dpto. Farmacia y Ciencias de los Alimentos.
Facultad de Farmacia. Universidad del País Vasco y Centro de Investigación Lucio Lascaray.
Vitoria-Gasteiz.
[2] Ciber Fisiopatología de la Obesidad y Nutrición. Instituto de Salud Carlos III.

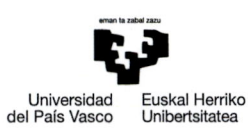

Universidad del País Vasco   Euskal Herriko Unibertsitatea

CIP. Biblioteca Universitaria

    Guía de alimentación en el paciente oncológico. 2ª edición / Itziar Eseberri… [et al.]. – Bilbao : Universidad del País Vasco / Euskal Herriko Unibertsitatea, Argitalpen Zerbitzua = Servicio Editorial, D.L. 2018. – 80 p.: il.,gráf.; 21 cm.
    Bibliografía: p. 71-74. Anexos.
    D.L.: LG BI 00894-2025. — ISBN: 978-84-1319-659-6.

1. Regímenes alimenticios en las enfermedades.   2. Cáncer – Aspecto nutritivo. I. Eseberri, Itziar, coaut.

612.3-056.24
616-006.6

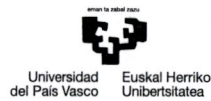

Universidad del País Vasco   Euskal Herriko Unibertsitatea

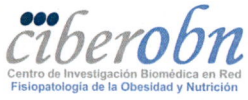

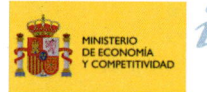

©   Servicio Editorial de la Universidad del País Vasco
    Euskal Herriko Unibertsitateko Argitalpen Zerbitzua

    ISBN: 978-84-1319-659-6
    Depósito legal/Lege gordailua: LG BI 00894-2025

Índice

Abreviaturas

ABA	Alimentación Básica Adaptada
ADA	American Dietetic Association (Asociación americana de dietética)
AgRP	Proteína r-agouti
CART	Tránscrito regulado por cocaína y anfetamina
DHA	Ácido docosahexanoico
EPA	Eicosapentanoico
EAT-10	Eat Assesment Tool (método para el diagnóstico de la disfagia)
IMC	Índice de masa corporal
INE	Instituto Nacional de Estadística
MST	Método de cribado nutricional
NPY	Neuropéptido Y
OMS	Organización Mundial de la Salud
PIF	Factor inductor de la proteólisis
POMC	Pro-opiomelanocortina
TNFα	Factor de necrosis tumoral
VGS	Valoración Global Subjetiva
VGS-GP	Valoración Global Subjetiva Generada por el Paciente

Glosario de términos

Alcalosis	Trastorno hidroelectrolítico en el que hay un aumento de la alcalinidad en los fluidos corporales.
Ageusia	Ausencia o pérdida casi total del sentido del gusto.
Broncoaspiración	Paso de alimentos, tanto sólidos como líquidos, a las vías respiratorias de forma accidental y que puede causar asfixia.
Disfagia	Dificultad al tragar.
Disgeusia	Alteración del sentido del gusto.
Emesis	Vómito.
Farmacocinética	Rama de la farmacología que estudia los procesos a los que un fármaco se ve sometido a través de su paso por el organismo.
Farmacodinamia	Rama de la farmacología que estudia la acción de los medicamentos y sus efectos en el organismo vivo.

Hipogeusia	Disminución o pérdida parcial del sentido del gusto.
Hiponatremia	Trastorno hidroelectrolítico definido como una concentración de sodio en sangre por debajo de 135 mEq/L.
Incidencia	Número de casos nuevos de una enfermedad de una población determinada en un periodo determinado.
Índice de masa corporal	Es un parámetro rápido para determinar el estado nutricional de un individuo relacionando el peso en kilos y la talla en metros al cuadrado.
Nutrición enteral	Administración de nutrientes a través de formulaciones químicas por vía digestiva.
Nutrición parenteral	Administración de nutrientes a través de formulaciones químicas por vía intravenosa.
Odinofagia	Disfagia que cursa con dolor.
Prevalencia	Proporción de individuos de un grupo o una población que presenta una característica o evento determinado en un momento o período.
Probiótico	Alimento que contiene microorganismos vivos, que pasan a formar parte de la flora intestinal y producen efectos beneficiosos en la salud del huésped.
Sarcopenia	Pérdida de masa muscular.
Xerostomía	Sequedad de la boca debida a una disminución de la salivación.

1

Definición

Nuestro organismo está formado por un conjunto de células que forman los diferentes órganos y tejidos. Estas células se dividen periódicamente y de una manera regulada con el fin de reemplazar a aquellas que están envejecidas o ya muertas, y mantener así la integridad y el correcto funcionamiento de los distintos tejidos y órganos. El término cáncer engloba un grupo numeroso de enfermedades que se caracterizan por el desarrollo de células anormales, que se dividen, crecen y diseminan sin control en cualquier parte del cuerpo.

El cáncer puede originarse en diferentes tipos de células de cualquier tejido. Por ello, no es una enfermedad única, sino un conjunto de enfermedades que se clasifica en función del tejido y de la célula de origen. Los principales subtipos son:

- **Sarcomas:** Se producen en el tejido conectivo localizado en huesos, cartílagos, nervios, vasos sanguíneos, músculo o tejido adiposo.
- **Carcinomas:** Se producen en tejidos epiteliales como la piel o los epitelios que tapizan los órganos y cavidades corporales, así como los epitelios de los tejidos glandulares de la mama y de la próstata. En este subgrupo se incluyen algunos de los cánceres más frecuentes.

- **Leucemias y linfomas:** Incluyen los tejidos formadores de células sanguíneas. Producen inflamación de los ganglios linfáticos, invasión del bazo y de la médula ósea.

Esta enfermedad sucede como resultado de un daño en el material genético de nuestras células y/o en los mecanismos de regulación de este. Los principales factores causales que originan el proceso incluyen factores genéticos y agentes externos.

La predisposición genética es un factor importante en el desarrollo del cáncer, ya que en el 5-7% de los casos es su principal desencadenante. Esto es debido a que el material genético alterado ya se ha heredado. Como resultado, estas personas tienen una mayor probabilidad de padecer una enfermedad cancerosa, además de poder aparecer la enfermedad de una manera más temprana que en los casos en los que no existe esta predisposición genética (1).

Los agentes externos, también denominados factores de riesgo o agentes carcinógenos, son sustancias de naturaleza variada, que al entrar en contacto con el organismo son capaces de generar enfermedades cancerosas. Estos agentes son modificables, por lo que un cambio en los hábitos de vida impediría que el organismo entrara en contacto con ellos, disminuyendo así el riesgo. En cualquier caso, es importante señalar que para que se produzcan las alteraciones genéticas necesarias para originar el cáncer, sería necesario estar en contacto con el agente durante un periodo de tiempo considerable (1-3). Estos agentes pueden ser:

- Hábitos de vida: una mala alimentación, el consumo de tabaco, el consumo de alcohol y la falta de actividad física. Estos factores son responsables del 40% de los cánceres originados por agentes externos.
- Agentes biológicos: virus, bacterias y parásitos son responsables del 18% de los cánceres causados por agentes externos.
- Factores ambientales: la exposición a ciertas sustancias químicas y radiaciones.

El envejecimiento es otro factor fundamental en la aparición del cáncer. La incidencia o aparición de nuevos casos de esta enfermedad aumenta muchísimo con la edad, muy probablemente como respuesta a un acúmulo de factores de riesgo. Dicho acúmulo se combina con la pérdida de eficacia de los mecanismos de reparación celular que suele darse con la edad (4).

2

Prevalencia

La prevalencia se define como el número de casos o la proporción de la población con una enfermedad determinada durante un periodo de tiempo o en un momento concreto. Este dato incluye, por lo tanto, los pacientes con diagnóstico reciente y también los pacientes diagnosticados en el pasado. La prevalencia además se encuentra determinada por la supervivencia. En cánceres en los que la supervivencia es mayor, el dato de prevalencia también lo es. De manera análoga, cuando la supervivencia es menor, el dato de prevalencia también disminuye.

De acuerdo con los datos del Instituto Nacional de Estadística (INE) publicados en 2012, los tumores constituyen una de las principales causas de ingreso hospitalario debido a su alta prevalencia. En 2014, los tumores constituyeron la cuarta causa de ingreso hospitalario en hombres y la quinta en mujeres. Estos ingresos se mantuvieron relativamente estables con respecto a años anteriores, con un aumento de tan solo el 0,4%.

Como se aprecia en la Figura 1, el cáncer de próstata y el de mama son los más frecuentes en varones y mujeres respectivamente, seguido en segunda posición por el cáncer de intestino grueso, que afecta a ambos sexos. Cabe señalar que los cánceres del aparato respiratorio (pulmón, tráquea y bronquios) afectan más a los hombres, siendo en este grupo el cuarto en prevalencia, mientras que en el caso de las mujeres tiene mayor prevalencia el melanoma maligno de piel (5).

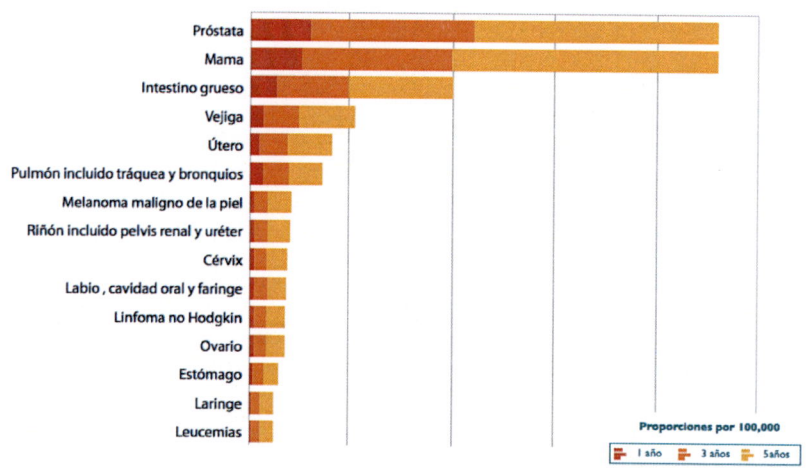

Figura 1

Prevalencia de distintos tipos de tumores en España en 2012 (5)

Según los datos aportados por la Organización Mundial de la Salud (OMS), el cáncer es una de las principales causas de morbi-mortalidad en el mundo. En el año 2012, se registraron alrededor de 14 millones de nuevos casos y se prevé que este número aumente aproximadamente en un 70% en los próximos 20 años. Cabe mencionar que alrededor de un tercio de las muertes que se producen por cáncer se deben a los siguientes cinco principales factores de riesgo conductuales y dietéticos: índice de masa corporal (IMC) elevado, ingesta reducida de frutas y verduras, falta de actividad física, consumo de tabaco y consumo de alcohol (4).

3

Fisiopatología

El proceso de división celular está estrictamente regulado por una serie de mecanismos de control que indican a la célula cuándo comenzar a dividirse y cuándo permanecer en un estado estático. En esta regulación del ciclo celular participan diferentes genes, entre ellos los denominados proto-oncogenes, cuya función es estimular la división celular de una manera normal, y los genes supresores, cuya función es frenar las alteraciones que puedan producirse en el proceso (3). La transformación progresiva de células normales a malignas se origina debido a alteraciones en el material genético denominadas mutaciones. Estas mutaciones le confieren a una célula la capacidad de dividirse de una manera más rápida y generar una descendencia que conserve esta alteración. Estas células descendientes acumulan sucesivas y diversas mutaciones que, en algunos casos, le confieren la capacidad de evadir los mecanismos de control y desarrollar una neoplasia, tumor o nódulo. Este proceso por el cual una célula normal se transforma en cancerosa se denomina carcinogénesis (6).

Los tumores formados pueden ser de dos tipos: benignos o malignos. Los tumores benignos son aquellos que están compuestos por células que no poseen la capacidad de invadir otros órganos y se mantienen encapsuladas en el lugar donde se han originado y sin producir daño en los tejidos que le rodean. Por el contrario, los denominados tumores malignos, formados por células cancerosas, no se encuentran encapsulados. Esto les confiere, entre otras, la capacidad de invadir otros tejidos y expandirse.

Las características principales de las células cancerosas son:

- La capacidad de crecimiento y proliferación incontrolados.
- La capacidad de resistir la apoptosis, o muerte celular programada, que regula el crecimiento y la vida de las células, haciendo que se vuelvan inmortales.
- La capacidad de angiogénesis, es decir, de generar vasos sanguíneos que permiten la alimentación de los tejidos tumorales que crecen.
- La capacidad para activar mecanismos que permiten la invasión de otros tejidos (metástasis) (Figura 2).

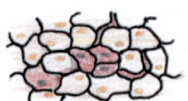

1. Formación del tumor primario e invasión local

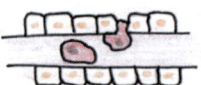

4. Extravasación

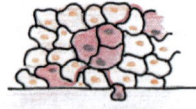

2. Intravasación

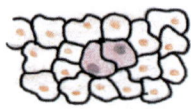

5. Formación de la metástasis

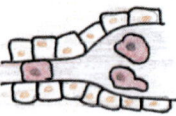

3. Supervivencia de las células en la circulación y alojamiento en lugares lejanos

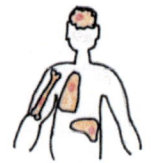

6. Metástasis clínicamente detectable

Figura 2

**Cascada invasión-metástasis.
Modificada de Sánchez y colaboradores (6)**

- Más recientemente, se ha descubierto que el cáncer además posee la capacidad de reprogramar el metabolismo energético celular y de evadir los mecanismos del sistema inmunológico, cuya función es la de vigilar, identificar y destruir las incipientes células tumorales (1, 7).

4

Síndrome de caquexia cancerosa

El síndrome de caquexia cancerosa es el tipo de desnutrición que padecen muchos enfermos de cáncer, especialmente en los estadios más avanzados. La prevalencia en estos casos puede llegar al 50-80% de los pacientes (8). Debido a la complejidad de su fisiopatología, resulta difícil dar con una clara definición del síndrome, y por ello se ha modificado en diversas ocasiones a lo largo de los años. En 2011, un panel de expertos elaboró un consenso internacional sobre definición y clasificación de la caquexia cancerosa (9). Si bien esta ya se definía como «un síndrome multifactorial complejo caracterizado por una pérdida de masa muscular (con o sin pérdida de masa grasa) cuya principal manifestación clínica es la pérdida de peso en adultos y los problemas de crecimiento en niños», el panel de expertos decidió establecer dos criterios para su diagnóstico: 1) pérdida de peso superior al 5% en los últimos 6 meses ó 2) pérdida de peso superior al 2%, acompañada de un IMC < 20 kg/m^2 (Tabla 1), o pérdida de masa muscular (sarcopenia) diagnosticada (9).

Además de reducir notablemente la calidad de vida del paciente, la caquexia se relaciona con un peor pronóstico de vida y una disminución de la tolerancia y respuesta al tratamiento antineoplásico (10). Es sin duda un factor a tener en cuenta, puesto que ya en 1932, la definieron como responsable directa del 22% de las muertes por cáncer (11).

Tabla 1

Clasificación del estado nutricional según el IMC (12)

Clasificación	IMC (kg/m²) Valor
Desnutrición	< 18.5
Normopeso	18.5-24.5
Sobrepeso grado I	25-26.9
Sobrepeso grado II (preobesidad)	27-29.9
Obesidad	≥30

IMC: Índice de masa corporal.

La prevalencia de la desnutrición varía en función del tipo de neoplasia, del estadio de la enfermedad y de la respuesta al tratamiento. Se ha podido constatar que la prevalencia de caquexia en función del tipo de cáncer que se padece (debido al origen del tumor primario) es del 83-85% en tumores pancreáticos y gástricos, 54-60% en tumores de próstata, pulmón y colon y 32-48% en cáncer de mama, leucemias y cáncer de vías biliares. Basado en esos datos, los mencionados tipos de cánceres se clasifican como muy caquectizantes, medianamente caquectizantes y poco caquectizantes, respectivamente (13, 14).

Por otro lado, cabe destacar que en el caso de los niños los requerimientos de energía y proteínas son más elevados que en los adultos, por lo que presentan un mayor riesgo de desnutrición. Para hacer frente a la caquexia, resulta de especial importancia la detección precoz de la misma. Por ese motivo, se deben realizar valoraciones del estado nutricional del paciente durante todo el proceso de la enfermedad.

4.1. Fisiopatología del síndrome de caquexia cancerosa

Las causas de la caquexia se pueden clasificar en tres grupos:

- **Alteraciones metabólicas:** el tumor produce un aumento del gasto energético en reposo, mayor consumo de lípidos y proteínas y una resistencia a la insulina (cuya consecuencia principal es un metabolismo fallido de la glucosa), de manera que el tumor se beneficia de una mayor disponibilidad de glucosa, necesaria para su rápido crecimiento. En estas alteraciones, por un lado, intervienen las sustancias que el propio tumor segrega, como el factor inductor de la proteolisis (PIF) o el factor de movilización lipídica. Por otro lado, influyen las sustancias que los individuos generan en respuesta al tumor, entre las que se encuentran las citoquinas inflamatorias como el factor de necrosis tumoral (TNFα) o las interleuquinas (13). Aunque la caquexia puede entenderse como un caso de desnutrición (extrema), su fisiopatología es diferente a la de la desnutrición primaria o por falta de alimentos. En este último caso, debido a la disminución de la glucemia, disminuye también la secreción de insulina y aumenta la del glucagón, favoreciéndose así la glucogenolisis (movilización del glucógeno y obtención de glucosa) y la lipolisis (movilización de grasa). Además, el aumento de las concentraciones de adrenalina y cortisol en respuesta al estrés contribuyen igualmente a la movilización de grasas y al catabolismo proteico. Algo que la diferencia radicalmente de la caquexia tumoral es que la disminución de la secreción de hormonas tiroideas, lo que hace que el gasto energético en reposo se vea disminuido. Por el contrario, en la caquexia cancerosa este componente del gasto energético no sólo no disminuye, sino que en ocasiones puede incluso verse incrementado. Por ultimo, cabe resaltar que en el caso de la desnutrición primaria las alteraciones metabólicas están desencadenadas por una respuesta humoral, mientras que en el caso de la caquexia la desencadenan una respuesta tumoral.
- **Alteraciones nutricionales:** los individuos ingieren menor cantidad de alimentos debido a la anorexia, los vómitos o la disfagia

(dificultad para tragar) (véase el apartado «Trastornos o alteraciones nutricionales en el paciente oncológico»).

- **Situación emocional:** en ocasiones, debido a la aparición de la enfermedad, los individuos experimentan una situación de estrés, miedo, depresión o desesperanza que puede contribuir a una menor ingesta y por tanto a un peor estado nutricional. Esta situación se conoce con el nombre de «anorexia psicógena».

La caquexia es un estado metabólico tan complejo que resulta realmente difícil revertirlo, suponiendo hoy en día un gran reto para el equipo de profesionales sanitarios. El soporte nutricional juega un papel fundamental, si bien es cierto que una terapia que agrupe también el abordaje farmacológico parece tener más éxito.

4.2. Valoración del estado nutricional

Una correcta valoración del estado nutricional permite la detección precoz de la desnutrición, así como su reconducción de la manera más temprana y eficaz. Para realizar una buena valoración, se pueden utilizar los siguientes datos:

- **Datos clínicos y de hábitos dietéticos:** permiten observar los cambios de peso, las modificaciones en el tipo y la cantidad de los alimentos ingeridos, así como la aparición de alteraciones como náuseas y vómitos, que modifican la ingesta.
- **Datos antropométricos:** como la talla y el peso, que son los más sencillos y rápidos. Con esas dos únicas medidas podemos calcular el IMC, primer cribado del estado nutricional en rapidez y sencillez, pero que presenta múltiples limitaciones al ser un método poco sensible para la detección de malnutrición en el paciente oncológico (15). La medición de pliegues cutáneos y circunferencia muscular braquial son dos medidas que han demostrado mayor exactitud (15). Por lo tanto, resulta de gran importancia tener en cuenta la adecuación o las limitaciones de las diferentes medi-

das antropométricas a la hora de elegir las más aptas para realizar la valoración nutricional en los pacientes oncológicos.

- **Datos bioquímicos:** Los datos bioquímicos utilizados no difieren demasiado de los empleados en otros tipos de desnutrición. Entre los parámetros más utilizados se encuentran las concentraciones plasmáticas de albúmina, prealbúmina, transferrina y proteína ligadora del retinol (RBP), que nos indicarán el estado del compartimento proteico visceral (16).

A pesar de que existen métodos de valoración del estado nutricional muy completos y fiables, en muchas ocasiones presentan limitaciones a la hora de valorar el estado nutricional de un paciente con cáncer. Además, en ocasiones no son fáciles de implementar, ya sea por el poco tiempo del personal sanitario o por la dificultad de realizar un seguimiento más exhaustivo de cada paciente. Por ello, a lo largo de los años se han desarrollado diferentes herramientas que permiten a los profesionales de la salud realizar un cribado más exacto, sencillo y rápido. En algunas de ellas, son los propios pacientes los que pueden formar parte activa de la evaluación del estado nutricional y la detección del riesgo de desnutrición.

Una de las herramientas más utilizadas en la valoración del estado nutricional de los pacientes oncológicos es la Valoración Global Subjetiva (VGS), desarrollada por Detsky y colaboradores en 1987 (17) y modificada en 1994 por Ottery y colaboradores (18), para dar lugar a la Valoración Global Subjetiva Generada por el Paciente (VGS-GP) (Ver Anexo 1). Con este test el propio paciente completa una parte del cuestionario, respondiendo a cuestiones como el cambio de peso, de ingesta o las dificultades para alimentarse, mientras que la otra parte la cumplimentan los médicos con datos físicos. Con la puntuación obtenida de cada respuesta del test, el estado nutricional del paciente se clasifica en «buen estado nutricional», «malnutrición moderada o riesgo de malnutrición» o «malnutrición grave», lo que permite valorar de forma más concreta el nivel de actuación nutricional necesario.

Existe también el Método de Cribado Nutricional (MST: Malnutrition Screening Tool) desarrollado por Ferguson y colaboradores en 1999 (19) y del que existe una versión en español (20) (Ver anexo 2), que valora más el riesgo que la desnutrición en sí misma. Es un test más sencillo que el anterior, ya que únicamente se basa en la pérdida de peso y la disminución del apetito para detectar el riesgo de malnutrición.

5

Alteraciones metabólicas presentes en el paciente oncológico

En las personas con cáncer, uno de los principales efectos de la enfermedad, del estado emocional y/o tratamiento oncológico es la pérdida de apetito. En los enfermos con cáncer, entre el 43 y el 53% presentan anorexia y entre el 13 y el 62% presentan saciedad precoz. Debido a estos dos efectos, las pérdidas de peso del 10-20% y la desnutrición son frecuentes tras el diagnóstico de la enfermedad. Por ello, es importante saber si con un tratamiento nutricional adecuado se puede revertir esa desnutrición. En la actualidad, muchos pacientes oncológicos desnutridos pueden recuperar la masa magra corporal y las proteínas viscerales, siempre y cuando la masa tumoral sea relativamente pequeña.

5.1. Alteraciones en la asimilación de nutrientes

En el caso de los pacientes con cáncer pueden ser varias las causas que alteran la asimilación de nutrientes. Puede tratarse de pacientes con tumores en el tubo digestivo que dificultan la ingesta oral de alimentos, así como su digestión y absorción, pero también puede ocurrir que el paciente haya sufrido, como tratamiento del cáncer, una cirugía mayor en el tracto digestivo, que puede producir alteraciones en la deglución, digestión y absorción. Por último, los pacientes tratados con quimioterapia pueden experimentar disgeusia (alteraciones en el sentido del gusto), náuseas, vómitos, diarrea y malabsorción (21). En lo que respecta al sentido del gusto, numerosos estudios han demostrado que los pacientes oncológicos perciben con mayor intensidad los sabores amargos y, por el contrario, con menor intensidad los dulces.

5.2. Alteraciones en el metabolismo energético

El método ideal para calcular los requerimientos energéticos es la calorimetría indirecta, pero este es un método caro y por ello, en su lugar, se emplean métodos indirectos como fórmulas, que nos proporcionan un valor aproximado teniendo en cuenta factores como la edad, el peso, la talla, el sexo, etc. En cualquier caso, hay que tener en cuenta que estas fórmulas pueden no resultar del todo apropiadas, ya que el paciente presenta un metabolismo energético alterado. Por ello, una de las estrategias propuestas es incrementar un 30% el aporte calórico respecto del gasto energético en reposo cuando el peso se encuentra entre el 90 y el 120% del peso ideal, y un incremento del 50% cuando el peso se encuentra por debajo del 90% del peso ideal.

Dado que, en general, los pacientes con cáncer sienten sensación de saciedad precoz, se recomienda realizar 5-6 ingestas de alimento al día.

5.3. Alteraciones en el metabolismo de los hidratos de carbono

Los pacientes con caquexia tumoral presentan alteraciones en las rutas metabólicas involucradas en el metabolismo de los hidratos de carbono. En concreto se producen las siguientes alteraciones:

- **Aumento de la utilización de glucosa y menor rendimiento:** Por un lado, las células cancerígenas presentan un elevado consumo de glucosa, pero la metabolizan mediante vías anaerobias (sin consumo de oxígeno), que son menos eficaces a la hora de producir energía. Esto hace que para la misma cantidad de hidratos de carbono obtengan menos energía que las células sanas, lo que eleva todavía más el consumo de este nutriente.
- **Intolerancia a la glucosa y resistencia a la insulina:** el paciente presenta esta alteración debido a un aumento de hormonas contrarreguladoras, como son el glucagón y el cortisol, acompañado de un aumento de producción de citoquinas pro-inflamatorias (TNF-α, interleuquina 1 e interferón γ) que además producen un aumento de ácidos grasos libres en sangre.

5.4. Alteraciones en el metabolismo de los lípidos

En el caso del metabolismo de los lípidos, se producen las siguientes alteraciones:

- **Aumento de la lipolisis:** ciertas citoquinas y hormonas lipolíticas, que se encuentran aumentadas debido a su liberación por parte del tumor, producen la hidrólisis de la grasa almacenada en el tejido adiposo blanco.
- **Aumento del recambio de ácidos grasos y glicerol e hipertrigliceridemia:** consecuencia del incremento de la actividad lipolítica, se liberan más ácidos grasos y glicerol al torrente sanguíneo y una mayor hipertrigliceridemia.

5.5. Alteraciones en el metabolismo de las proteínas

En el caso de las proteínas se produce una reducción de la síntesis de proteínas musculares, acompañada de una mayor degradación, que desemboca en la pérdida neta de masa muscular.

Como el primer objetivo en el abordaje nutricional es el mantenimiento de la masa magra, se recomienda 1-1,5 g de proteína/kg de peso y día cuando la masa magra esta conservada. En el caso de estar disminuida, esa cantidad se ve aumentada hasta 1,5-2 g de proteína/kg de peso y día, aunque los estudios demuestran que por encima de 1,6-1,7 g de proteína/kg de peso corporal y día no se mejora la síntesis proteica y, además, se pueden ocasionar complicaciones metabólicas (22).

6

Trastornos o alteraciones nutricionales en el paciente oncológico y consejos dietéticos

Los pacientes oncológicos, en su mayoría, presentan problemas importantes para mantener una correcta pauta de alimentación y un estado nutricional adecuado. Las razones que justifican esta situación se pueden clasificar en dos grupos: aquellas relacionadas con el propio tumor (alteraciones mecánicas o metabólicas) y las producidas como efecto secundario de los tratamientos recibidos (cirugía, radioterapia y quimioterapia principalmente).

6.1. Anorexia

La anorexia es la alteración que más dificulta el soporte nutricional por vía oral. Está habitualmente presente en los pacientes con cáncer y es una de los mayores alteraciones asociadas y causantes de la caquexia cancerosa (23).

Para entender el efecto del tumor sobre la anorexia es necesario tener presente el mecanismo de regulación de hambre y saciedad, que se da en el núcleo arqueado del hipotálamo a través de la vía de los neuropéptidos Y (NPY) y proteína r-agouti (AgRP), y de la vía de la pro-opiomelanocortina (POMC) y el transcrito regulado por cocaína y anfetamina (CART). Cuando en nuestro organismo hay una necesidad energética, los estímulos periféricos que lo detectan activan la vía NPY/AgRP, estimulando el apetito, e inhiben la vía POMC/CART, disminuyendo la sensación de saciedad. Sin embargo, en los pacientes con cáncer, las diferentes citocinas pro-inflamatorias segregadas por el tumor interfieren en esta señalización, ya que sobrestimulan la vía POMC/CART y bloquean la vía de NPY/AgRP (Figura 3).

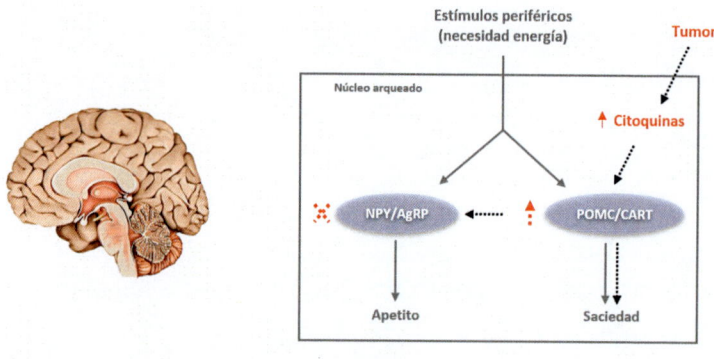

Figura 3

Influencia de los tumores sobre el mecanismo de regulación del hambre.
Modificado de Laviano y colaboradores (24)

Los efectos del propio tumor y los tratamientos antineoplásicos hacen de la anorexia una alteración muy común en los pacientes con cáncer. De hecho, en el momento del diagnóstico un 15-25% de los pacientes ya presentan anorexia, siendo un efecto secundario prácticamente generalizado en estadios de metástasis (25). Además, otras alteraciones como la disgeusia o la disfagia pueden incrementar la anorexia del paciente, así como la depresión o la ansiedad que muchos de los pacientes sufren tras el diagnóstico de la enfermedad.

Para contrarrestar la anorexia, se pueden adoptar tanto estrategias nutricionales como farmacológicas. A continuación, se detallan algunos consejos dietéticos que pueden ayudar a mantener un mínimo soporte nutricional pese a la anorexia.

Consejos dietéticos en la anorexia

- Realizar comidas frecuentes, aunque sean de poca cantidad. Hay que proponer objetivos realistas e intentar cumplirlos. Al fin y al cabo, lo que importa es lo que se acaba comiendo a lo largo del día.
- Incluir los alimentos de mayor densidad energética y proteica en el momento del día con más hambre. Para muchas personas este momento es el desayuno; de ser así se debe hacer hincapié en recomendar un desayuno completo y nutritivo (café con leche o leche con miel o cacao, tostadas, zumo o fruta fresca, etc.).
- Enriquecer los platos para conseguir mayor densidad nutricional (Tabla 2).
- Priorizar la leche y lácteos enteros y evitar los desnatados. Si se utiliza azúcar para yogures o cafés, no sustituirlo por edulcorantes (en ningún caso se recomienda aumentar su ingesta).
- Realizar platos atractivos y variados con diferentes texturas, sabores, etc. para estimular la ingesta.
- Realizar platos únicos completos que contengan proteínas de gran calidad (carnes, pescados, legubres o huevos), alimentos ricos en hidratos de carbono complejos (pastas y arroces, pan, patata o legumbres) y verduras (crudas o cocidas). La sensación de menor cantidad de comida puede ayudar a comer más.
- Evitar beber gran cantidad de agua o líquidos durante las comidas y, en caso de tener que tomarlos, hacerlo a pequeños sorbos.

Tabla 2

Sugerencias de alimentos con los que enriquecer los platos

Plato	Alimentos para enriquecer
Purés o sopas	Huevo cocido, leche en polvo, queso en porciones (batido en los purés) o rallado, jamón u otros fiambres, margarina o mantequilla, etc.
Verduras	Taquitos de jamón, huevo batido o cocido, salsas o bechamel, etc.
Ensaladas	Mayonesa, atún, queso, aguacate, frutos secos, jamón u otros fiambres, pollo, etc.
Pastas y arroces	Carne troceada o picada, pescado, salsas, jamón u otros fiambres, queso, etc.
Carnes y pescados	Acompañarlos con guarniciones como patata, cous-cous o verduras y potenciar los platos elaborados con salsas.
Leche y yogures	Miel, frutos secos, azúcar, cacao en polvo, fruta (fresca o en almíbar), mermelada, etc.

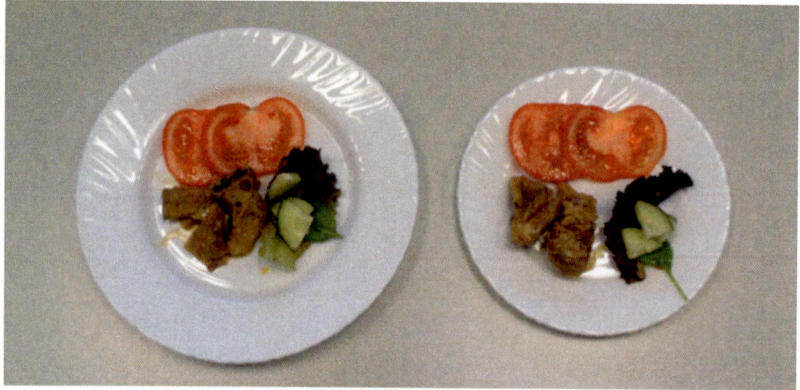

Figura 4

Misma cantidad de comida
en dos platos de tamaño diferente

- Tener siempre a mano alimentos que se puedan tomar como ten-tempié. Como se ha mencionado anteriormente, el cómputo global es el que cuenta y se debe intentar comer sin importar que sólo se consiga ingerir medio yogur o un cuarto de manzana.
- Aun siendo una cantidad pequeña, utilizar platos grandes para que la sensación sea que hay menor cantidad de comida (Figura 4).
- Cuando los olores produzcan rechazo, intentar evitar los alimentos más aromáticos, ventilar bien la estancia donde se va a comer e incluso si fuese posible, evitar que la persona en tratamiento sea quien cocine el plato.
- Cuando los alimentos líquidos produzcan rechazo por olores se pueden usar botes con tapa y beber en pajita (Figura 5).
- Si es posible, andar o realizar cualquier otro ejercicio físico ligero antes de las comidas para estimular el apetito.

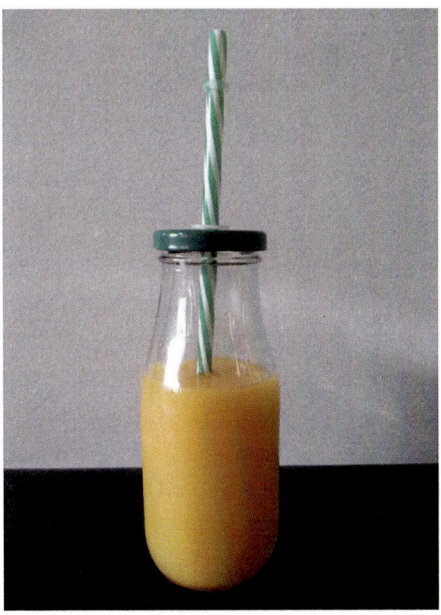

Figura 5

Propuesta para el evitar olor de los alimentos líquidos

6.2. Náuseas y vómitos

Las náuseas y los vómitos que sufren hasta un 80% de los pacientes en tratamiento son de los efectos secundarios que más puede llegar a angustiarlos, disminuyendo notablemente su calidad de vida. Pese a que existen diferentes tipos de antieméticos, los vómitos no siempre son fáciles de controlar en el caso de sufrir náuseas, el reto será todavía mayor.

De qué manera se den esos vómitos (emesis), las causas, la gravedad y la duración dependerán de factores relacionados con el propio paciente, el tipo de tumor y el tratamiento que estén recibiendo. Entre los factores relacionados con el paciente, se encuentran la edad (más probable en menores de 50 años), el sexo (más común en mujeres) (26), antecedentes de vómitos en el embarazo en el caso de las mujeres y el consumo crónico de bebidas alcohólicas (un historial de consumo excesivo hace menor la incidencia de náuseas y vómitos) (27). El tipo y la ubicación del tumor también influyen, así como el tratamiento recibido. Entre los quimioterápicos que más vómitos provocan, se encuentran los recogidos en la Tabla 3 (28).

Tabla 3
Nivel de riesgo de sufrir vómitos según el quimioterápico utilizado en el tratamiento. Modificado de Vera y colaboradores (28)

Alto riesgo de emesis	Riesgo intermedio de emesis	Bajo riesgo de emesis
Cisplatino	Docetaxel	Vinorelbina
Carboplatino	Etopósido	Vincristina
Ciclofosfamida	Irinotecán	Fluorouracilo
Doxorrubicina	Paclitaxel	Vinblastina
Epirrubicina	Topotecán	Metotrexate
Ifosfamida	Gemcitabina	Bleomicina

La emesis inducida por quimioterápicos puede clasificarse en 3 tipos (28):

- **Emesis aguda:** es la que aparece en las primeras 24 horas tras recibir el quimioterápico, siendo lo más común que se inicie en la primera o segunda hora posterior al tratamiento (aunque esto dependerá del fármaco recibido). Es el tipo de emesis más intensa, y la mejor estrategia es la prevención mediante antieméticos.
- **Emesis retardada:** en este caso los vómitos aparecen a las 24 horas de recibir el tratamiento quimioterápico. Aunque es menos frecuente e intensa, puede prolongarse durante más tiempo, mermando la calidad de vida del paciente y dificultando aún más su soporte nutricional.
- **Emesis anticipatoria:** son los vómitos que se presentan antes del tratamiento quimioterápico en respuesta a estímulos condicionados, una vez el paciente ya ha recibido alguna sesión de quimioterapia cuyos efectos eméticos fueron severos. Cuando el paciente relaciona su vuelta a recibir el tratamiento con olores, recuerdos o la llegada a la sala de tratamiento, es cuando sufre la emesis anticipatoria.

Para controlar los vómitos y poder alimentarse adecuadamente, además de utilizar fármacos antieméticos, se pueden seguir algunas estrategias dietéticas.

Consejos dietéticos para controlar las náuseas y los vómitos

- Realizar comidas frecuentes y de poco volumen, comiendo a un ritmo más lento de lo habitual.
- Evitar alimentos con sabores y/o olores muy fuertes, ya que generalmente pueden tener más probabilidades de provocar náuseas y vómitos. No condimentar los alimentos en exceso.
- En los días que se esté más susceptible, llevar una dieta más ligera. Evitar frituras y alimentos pesados en favor de carnes y pescados blancos, fiambres suaves y huevos.

- Los alimentos más secos como bocadillos, galletas dulces o saladas, palitos y otros formatos de pan y cereales suelen tener una mejor tolerancia.
- Los alimentos suaves y fríos o templados son bien tolerados: sorbetes de fruta, helados, batidos, zumos, ensaladas de arroz, pasta o patata.
- Si los olores del cocinado persisten en el lugar donde se va a comer, ventilarlo antes de comenzar.
- Tomar líquidos preferiblemente fuera de las comidas y en el caso de incluirlas, tomarlas a pequeños sorbos. Las bebidas gaseosas pueden ayudar a controlar la sintomatología.
- Los días de tratamiento, se debe procurar comer alimentos más suaves y ligeros. Además, se puede optar por comer siempre esos mismos alimentos, con el fin de evitar desarrollar aversión a muchos alimentos y verse reducidas las opciones de comidas.
- Cuidar la hidratación. El hecho de que sea preferible hidratarse fuera de las comidas no debe hacer descuidar la hidratación. Además, cuando existen vómitos el riesgo de deshidratarse puede ser muy alto.

6.3. Alteraciones en el sentido del gusto: ageusia, hipogeusia y disgeusia

Las alteraciones que suelen darse en los pacientes oncológicos son:

- **Ageusia:** ausencia o pérdida casi total del sentido del gusto.
- **Hipogeusia:** disminución o pérdida parcial del sentido del gusto.
- **Disgeusia:** alteración del sentido del gusto, que suele manifestarse como gusto persistente y desagradable. Suele ser muy común el sabor metálico de los alimentos.

Pese a que existen diferentes factores que influyen en las alteraciones del gusto, son los tratamientos radioterápicos y quimioterápicos los que con más frecuencia las generan. Muchas personas sufren pérdida parcial o ausencia del sentido del gusto tras recibir tratamientos radioterápicos en tumores de cabeza y cuello (29).

La radiación puede dañar las papilas gustativas, hacer que la salivación sea insuficiente y alterar el sentido del olfato, el cual influirá notablemente en la percepción del gusto. En un estudio publicado en 2002 por Zheng y colaboradores (30), se observó que el sabor amargo era el que se veía más afectado. En un estudio anterior ya se había observado que tanto el sabor amargo como el salado eran los sabores más afectados y que su pérdida era la que antes se manifestaba, mientras que el sabor dulce era el último en verse afectado (31). Generalmente, los pacientes se recuperan de este efecto secundario a las semanas o meses de finalizar el tratamiento, aunque se pueden dar casos en los que la recuperación del sentido del gusto no sea total.

Al igual que en el tratamiento de radioterapia, en la quimioterapia también son muy comunes las alteraciones del gusto. Según Hovan y colaboradores, la prevalencia de disgeusia era del 56,3% tras analizar 5 estudios publicados hasta 2010 (32). Entre los agentes quimioterápicos que más suelen modificar el gusto están la ciclofosfamida, dacarbazina, doxorrubicina, 5-fluorouracilo, metotrexato, mecloretamina, cisplatino y vincristina, y la sintomatología suele desaparecer a las 3 o 4 semanas de finalizar el tratamiento (33).

El diagnóstico de las alteraciones en el sentido del gusto se puede hacer de diferentes maneras. En algunas ocasiones, estas alteraciones pueden aparecer en la conversación con el paciente, pero también en el análisis de las respuestas obtenidas en la Valoración Global Subjetiva Generada por el Paciente (Ver Anexo 1). En el test se hace referencia a las dificultades que el paciente puede tener a la hora de alimentarse y al contestar que sí, hay que señalar la razón optando entre varias opciones, entre las que se encuentran «los alimentos no tienen sabor» y «los alimentos tienen sabores desagradables». Si al analizar el test el paciente marca estas opciones, probablemente estemos ante un caso de ageusia, hipogeusia o disgeusia.

Consejos dietéticos en las alteraciones del sentido del gusto

Ageusia e hipogeusia

De forma general, en estos casos se debe potenciar el sabor de los alimentos:

- Condimentar los alimentos con especias y hierbas, y utilizar potenciadores del sabor como aceite de oliva, limón o salsa de soja.
- Añadir salsas a los platos para hacerlos más sabrosos.
- Preparar las carnes y pescados en adobo o salazón, ahumados etc., porque suelen tener mayor aceptación.
- Favorecer la ingesta de alimentos con sabores más fuertes (salmón o atún *vs* merluza; queso curado *vs* semicurado o fresco).
- Elegir técnicas culinarias que aporten sabor a los platos a consumir (guisos y estofados, verduras a la plancha en lugar de hervidas, etc.).
- No consumir tabaco y alcohol, sobre todo inmediatamente antes de las comidas, ya que dificultan la apreciación de los sabores.

Disgeusia

En la disgeusia, se deben modificar los sabores desagradables o sustituirlos por alternativas nutricionalmente similares.

- Modificar el cocinado de la carne (estofados en lugar de plancha) o acompañarlas de salsas o guarniciones que neutralicen el mal sabor. En caso de no ser suficiente, sustituirlas por carnes más suaves (pollo, pavo) u otras fuentes proteicas como son pescado, huevos, queso, frutos secos…
- Combinar sabores diferentes en un mismo plato intentando lograr un equilibrio tolerable.
- Si se percibe sabor metálico muy intenso y desagradable, evitar los alimentos que lo provoquen.

- Si se percibe sabor metálico tolerable, aplicar algunas tácticas que pueden minimizarlo: cocinar con utensilios no metálicos, comer con cubiertos de plástico y realizar enjuagues de agua con bicarbonato antes de las comidas.
- Evitar alimentos amargos como café, té o chocolate o con sabores muy fuertes e intensos.
- Los sabores ácidos de frutas como kiwi, mandarina, naranja o fresas ayudan a minimizar el sabor metálico.
- Mantener una rigurosa higiene bucal.

6.4. Diarrea

La diarrea es un efecto secundario muy común en los tratamientos contra el cáncer y se define como la deposición de heces blandas o acuosas 3 o más veces al día, con o sin dolor. La diarrea inducida por los 3 principales tratamientos antineoplásicos (quimioterapia, radioterapia y cirugía) puede tener un curso agudo o semiagudo, con una duración de días o semanas. En el caso de los tratamientos por radioterapia y cirugía, la diarrea puede cronificarse debido a una afectación irreversible del intestino (2).

Diferentes estudios han observado que hasta un 50-80% de los pacientes pueden padecer diarrea inducida por quimioterapia, si bien es cierto que la prevalencia depende mucho del agente quimioterápico (34). Las resecciones quirúrgicas del tracto gastrointestinal y la radioterapia, principalmente en la zona abdominal, en muchas ocasiones conllevan diarrea como efecto secundario. En un porcentaje nada desdeñable de pacientes, la diarrea puede ser grave, lo que hace que se paute una dosis inferior del fármaco, que se modifique el tratamiento quimioterápico e incluso que se interrumpa el mismo, con el perjuicio que puede suponer para el éxito del tratamiento y la supervivencia del paciente (35).

Según los criterios de terminología común para la diarrea inducida por quimioterapia que ha desarrollado el Instituto Nacional del Cáncer, la gravedad de la diarrea podría clasificarse en 5 grados (Tabla 4).

Tabla 4
Grados y criterios de terminología común para la diarrea provocada por quimioterapia (36)

Grado	Criterios
1	Aumento de <4 deposiciones por día en comparación con el valor inicial; aumento ligero en la colección de la bolsa de colostomía en comparación con el valor inicial.
2	Aumento de 4–6 deposiciones por día en comparación con el valor inicial; aumento ligero en la colección de la bolsa de colostomía en comparación con el valor inicial.
3	Aumento de ≥7 deposiciones por día en comparación con el valor inicial; incontinencia; se indica hospitalización; aumento grave en la colección de la bolsa de colostomía en comparación con el valor inicial; autocuidado limitado de las actividades de la vida cotidiana (bañarse, vestirse, autoalimentarse, uso del baño, toma de medicamentos y no estar encamado).
4	Consecuencias potencialmente mortales; se indica intervención inmediata.
5	Muerte.

Obtener resultados exitosos en el tratamiento de la diarrea, principalmente en los grados más severos, no resulta fácil y en muchas ocasiones se requiere de una intervención nutricional y farmacológica combinada. Las recomendaciones pautadas para la diarrea están encaminadas a evitar una mayor motilidad intestinal, además de evitar la deshidratación, asegurando un buen balance hidroelectrolítico. Además, la suplementación con alimentos probióticos (aquellos alimentos que contienen microorganismos vivos que colonizan nuestro intestino, alterando nuestra microbiota y produciendo efectos beneficiosos en nuestro organismo) para prevenir la diarrea inducida por tratamientos quimioterápicos está dando resultados prometedores (34).

Consejos dietéticos en la diarrea

- Beber mucho líquido a lo largo del día: agua, zumos, infusiones, caldos y sopas, etc. en pequeñas cantidades, pero con frecuencia. Las bebidas para deportistas, preferiblemente las opciones sin azúcar, son muy recomendables para recuperar el agua y los electrolitos.

- Realizar comidas poco copiosas pero frecuentes a lo largo del día.
- Evitar que los alimentos y líquidos estén a temperatura muy fría o muy caliente. Tomarlos templados o a temperatura ambiente.
- Evitar los alimentos ricos en fibra: cereales y derivados integrales, frutas y verduras, legumbres o frutos secos. En caso de tomar fruta, mejor sin piel. Las más indicadas son manzana, plátano, pera, limón y membrillo.
- Favorecer la ingesta de pastas y arroces (no integrales), pescado blanco, pollo, pavo o jamón cocido, etc.
- Limitar alimentos que contengan mucha grasa: mayonesa, mantequilla y margarina, nata, pastelería.
- Evitar cocinados con mucha grasa como las frituras y favorecer aquellos más ligeros: cocción, plancha, papillote.
- Evitar alimentos muy ricos en azúcares como siropes, néctares de fruta, miel o alimentos altamente azucarados.
- Evitar alimentos que estimulen el peristaltismo como chocolate, especias picantes o irritantes, té o café.
- Debido a la intolerancia a la lactosa transitoria que se da en esta situación, evitar la leche y sus derivados (o consumir las opciones sin lactosa), con la excepción de los yogures, que contienen una cantidad muy inferior de lactosa. Si tampoco se toleran, utilizar productos sin lactosa.

6.5. Estreñimiento

El estreñimiento es un efecto secundario muy frecuente en los pacientes con cáncer, pudiendo padecerlo hasta el 83% de ellos con cáncer avanzado, como se observó en un estudio llevado a cabo por Mostafa y colaboradores (37). La asunción del estreñimiento como una sensación subjetiva ha hecho que haya sido difícil llegar a un consenso universal en su definición. En cualquier caso, se asume que el estreñimiento lo conforman una menor frecuencia en las deposiciones, así como un incremento en su consistencia y disminución de su contenido hídrico, que puede provocar incomodidad y/o dolor (38).

Las causas del estreñimiento pueden ser diversas. Los tratamientos quimioterápicos, una menor ingesta de alimentos sólidos y líquidos, menor actividad física o una localización intestinal del tumor se encuentran entre las más comunes.

Consejos dietéticos en el estreñimiento

- Beber más de 2 litros de líquido a lo largo del día (agua, zumos, infusiones, caldos y sopas).
- Ingerir alimentos ricos en fibra: cereales y derivados integrales, frutas y verduras, legumbres o frutos secos. Tomar las verduras y hortalizas crudas, y la fruta fresca y preferiblemente con piel. Entre las frutas más interesantes están las ciruelas y entre las menos adecuadas los limones, los plátanos y el membrillo. Se puede realizar un aporte extra de fibra a través de salvado de trigo, añadiéndolo a cereales, ensaladas o sopas.
- Evitar alimentos astringentes como zanahoria, manzana cocida, plátano, membrillo, arroces y pastas (no integrales), pan tostado o canela.
- Aumentar el consumo de aceite crudo: tostadas con aceite, en ensaladas, añadido a ciertos platos, etc.
- Si es posible, aumentar la actividad física, ya que aumenta los movimientos peristálticos, facilitando el tránsito intestinal.
- Disponer de tiempo suficiente para la defecación y realizarla en un lugar privado y tranquilo.
- Utilizar coadyuvantes como laxantes, enemas o fármacos según prescripción.

6.6. Disfagia

La disfagia se define como la sensación de dificultad en el avance de la comida desde la boca hasta el estómago. Debe diferenciarse de la odinofagia, que hace referencia a la disfagia que cursa con dolor.

Desde el punto de vista clínico, la disfagia puede clasificarse en dos tipos: disfagia orofaríngea y disfagia esofágica. Las causas de la disfagia orofaríngea suelen ser mecánicas y obstructivas, provocadas frecuentemente por tumores localizados en la boca, faringe o laringe. La disfagia esofágica, la suelen provocar los tumores esofágicos principalmente, así como los tumores pulmonares, aunque en menor medida (39). Además de los tumores *per se,* los tratamientos antineoplásicos, las resecciones quirúrgicas y otras complicaciones también pueden desembocar en disfagia.

Existen diferentes métodos de diagnóstico de la disfagia que el personal sanitario puede utilizar, como las exploraciones físicas y clínicas, la observación directa, algunos test, etc. Por otro lado, se han desarrollado métodos de autoevaluación que pueden resultar de gran interés. Uno de los más utilizados es el Eat Assesment Tool (EAT-10 por sus siglas en inglés), un cuestionario de 10 preguntas validado para su uso clínico (40) y disponible en la página web de Nestlé Nutrition Institute (http//www.nestlehealthscience.es) (Ver Anexo 3). Es un sencillo cuestionario de 10 preguntas en el que se debe contestar a cada pregunta en una escala de 0 (ausencia de problema) a 4 (problema serio) puntos. Cuando el sumatorio da un valor igual o superior a 3, se considera que la persona pueda estar presentando problemas de disfagia.

El tratamiento dietético de la disfagia a través de consejos dietéticos, cambios de textura y viscosidad de los alimentos y suplementación nutricional suponen medidas diversas y en ocasiones complejas. Gracias a la implicación de muchos profesionales de la salud, asociaciones etc. existe en la literatura información muy completa acerca del tratamiento dietético de la disfagia. En esta guía, se hace una pequeña aproximación a toda esa información. Los consejos dietéticos están encaminados a facilitar la deglución para el mantenimiento de un estado nutricional apropiado y a evitar broncoaspiraciones y obstrucciones de las vías respiratorias, que pueden resultar muy peligrosas.

Consejos dietéticos en la disfagia

Medidas posturales

- Comer sentado, en posición erguida, para evitar broncoaspiraciones. En pacientes encamados, elevar el cabecero.
- Si es otra persona la que alimenta al paciente, colocarse a la altura de sus ojos. De esta manera, el paciente tendrá una mejor apertura de la vía orofaríngea.
- Utilizar cubiertos ayuda a estimular la deglución. No utilizar jeringas o pajitas mientras no sea necesario, ya que el riesgo de atragantamiento puede ser mayor.
- Comer en un ambiente tranquilo y sin prisas. No ingerir grandes cantidades de alimentos de una vez. Utilizar cubiertos pequeños puede ayudar a controlar mejor las cantidades. Se deben adaptar las porciones a las posibilidades del paciente.
- Evitar distracciones con la televisión o el teléfono móvil. Estar centrado facilitará la deglución.
- Si el paciente comienza a toser, atragantarse, tener náuseas o regurgitar, se debe interrumpir la comida.
- Tras las comidas, descansar un rato sentado y en posición erguida para evitar regurgitaciones y atragantamientos.

Alimentos a evitar

- Platos con diferentes consistencias en el mismo: sopa con fideos, arroz con leche, yogur con cereales, gazpacho con tropezones, etc.
- Alimentos que al morderlos desprendan agua, principalmente las frutas con mucho líquido: naranja, sandía, pera, etc. Una alternativa puede ser las frutas al horno (manzana o pera al horno, por ejemplo).
- Alimentos pegajosos, que puedan quedarse adheridos: queso en porciones, algunos pasteles, plátano, caramelos, etc.

- Alimentos secos que se desmiguen: galletas, biscotes, pan tostado, patatas «tipo chip», etc. serán difíciles de tragar además de incrementar el riesgo de atragantamiento.
- Alimentos filamentosos: espárragos, algunas verduras, piña, naranja, etc.

Adaptación de alimentos líquidos

La mayoría de líquidos que ingerimos tienen una baja viscosidad, lo que hace que las personas que presentan disfagia a líquidos sean susceptibles de broncoaspiraciones al ingerirlos. Por lo tanto, es importante ajustar la viscosidad de los líquidos de acuerdo a la tolerancia del paciente, para lo cual la American Dietetic Association (ADA) describió las propiedades cualitativas de la viscosidad en los alimentos (Tabla 5). Todo ello ha sido utilizado por los fabricantes de espesantes comerciales en la elaboración de sus productos.

Tabla 5
Clasificación de las viscosidades y sus propiedades cualitativas.
Modificado de la American Dietetic Association (ADA) (41)

Denominación	Propiedades cualitativas
Líquido fino	Agua. Sin modificación de la viscosidad.
Néctar (Nivel 1)	Líquido que forma un hilo fino al verterlo. Puede beberse de un vaso o con pajita. Consistencia de zumo espeso (zumo de melocotón).
Miel (Nivel 2)	Líquido que deja residuos gruesos al verterlo. Puede beberse de un vaso pero sin necesidad de pajita.
Pudin (Nivel 3)	El líquido pasa a una consistencia tipo flan o gelatina. No se puede beber, hay que ingerirlo con cuchara.

Para espesar pueden utilizarse gelatinas caseras, así como espesantes alimentarios comerciales. En estos casos, siguiendo unas fáciles instrucciones basadas en la Tabla 5, se consigue la viscosidad adecuada para cada paciente, según su tolerancia.

Por último, cabe destacar el riesgo de deshidratación de los pacientes con disfagia a líquidos. Se debe cuidar la hidratación al máximo, y para ello existen en el mercado aguas gelificadas que, utilizadas en conjunto con espesantes añadidos a otros líquidos, ayudarán a proporcionar al paciente la hidratación adecuada.

Adaptación de alimentos sólidos

En el caso de la disfagia a sólidos, se debe adaptar la alimentación a dietas que puedan ingerirse con mayor facilidad. Estas se dividen de forma general en dos tipos: las dietas de fácil masticación y las dietas trituradas. Siempre se deben favorecer las dietas de fácil masticación, que serán más variadas y atractivas, y hacer uso de las trituradas cuando no se toleren las anteriores.

Dietas de fácil masticación

En este tipo de dietas se incluyen aquellas que requieren poca masticación, con alimentos suaves (muchas veces acompañados de salsas) que pueden ser fácilmente «triturados» con ayuda de un tenedor. Algunos alimentos incluidos en estas dietas son:

- Carnes, pescados y huevos: carnes blandas como pollo, carne picada (albóndigas, hamburguesas) y pescados limpios sin espinas ni pieles, todo ello acompañado en muchas ocasiones de salsas espesas que facilitan su ingesta. Los huevos en forma de tortilla, revueltos o cocidos también son bien tolerados y constituyen una magnífica fuente proteica.
- Lácteos: yogures, natillas espesas, flanes y otros lácteos de consistencia similar. Si se quiere tomar leche, preferiblemente espesada.

- Frutas y verduras: cocinadas y/o trituradas.
- Legumbres: mejor trituradas, se recomienda hacerlo minuciosamente para evitar atragantamientos. Se puede pasar el triturado por un chino para retirar las pieles.
- Pastas, arroces y patatas: forman parte de la dieta de fácil masticación siempre y cuando no se dejen demasiado crudas o *al dente*.

Dietas trituradas

Cuando las dietas de fácil masticación dejan de ser una opción se recurre a las dietas trituradas, purés de consistencia suave y homogénea que se pueden hacer a partir de los alimentos indicados en la dieta de fácil masticación, espesándolos si fuese necesario. La gran dificultad de las dietas trituradas radica en conseguir consistencias tolerables y apetecibles, poder incluir todos los grupos de alimentos y evitar la monotonía que generan.

Se deben realizar triturados variados y completos, principalmente en la comida y la cena. Para ello, el procedimiento será el siguiente:

- Elegir un primer plato: verdura, pasta, arroz o legumbres y cocinar como se desee. Cantidad: 180-200 gramos aproximadamente.
- Decidir el segundo plato, carne, pescado o huevo y cocinar. Cantidad: 125-150 gramos o dos huevos.
- Juntar el primer y segundo plato y triturar.

Si se debe añadir algún líquido a la hora de triturar los alimentos debe evitarse el agua, ya que disminuirá la concentración de nutrientes del triturado. En lugar de ello, añadir lácteos o caldos/fondos de carne o pescado. También se recomienda utilizar el pasapurés o chino para desechar las pieles y fibras que pueden quedar tras la trituración. No obstante, hay que tener en cuenta que esto disminuye el aporte de fibra de la dieta.

6.7. Mucositis oral

La mucositis es una alteración muy común en pacientes que han sido tratados con radioterapia de tumores localizados en cabeza o cuello, además de aparecer en respuesta a ciertos quimioterápicos. Son lesiones de las mucosas orales que pueden ser muy dolorosas y que comprometen de forma notable la alimentación y la toma de medicamentos orales. Los pacientes sufren dolor, sensación de quemazón, sequedad, dificultad para tragar, etc. Además, se incrementa el riesgo de padecer infecciones localizadas o sistémicas, como la producida por el virus del herpes simple o *Candida albicans* (42, 43).

La prevalencia de la mucositis oral depende de la zona afectada y el tratamiento recibido. En el caso de la quimioterapia (dosis estándar) ronda el 40%, mientras que aumenta a un 80% en el caso de trasplantes de médula ósea y a un 100% en pacientes que reciben radioterapia en cabeza y cuello (44).

En el desarrollo de la mucositis pueden diferenciarse dos fases: una fase de mucositis más aguda que cursa con lesiones eritematosas, donde predominan la hinchazón y el enrojecimiento y una fase más severa, donde aparecen lesiones ulcerosas que penetran hasta la submucosa (43).

Los objetivos fundamentales en la mucositis oral son aliviar el dolor y mejorar el confort, mantener la ingesta oral en la medida de lo posible y prevenir las posibles infecciones. Además de seguir algunos consejos que nos ayuden a conseguir estos objetivos, se puede considerar la opción de seguir tratamiento farmacológico.

Consejos dietéticos en la mucositis oral

- Antes de las comidas, es conveniente aguantar unos minutos en la boca agua fría o hielo picado para poder realizar mejor la comida.
- Evitar las temperaturas extremas (calientes o frías), ingiriendo los alimentos a temperatura ambiente o ligeramente calientes o fríos.

- Evitar alimentos secos como patatas tipo *chip*, galletas, pan tostado, algunos frutos secos, etc., cuyas partículas pueden dañar las mucosas.
- Evitar alimentos que puedan irritar las mucosas: alimentos ácidos (kiwi, naranjas de principio de temporada, limón), picantes, amargos (café, chocolate negro) y excesivamente salados.
- Evitar el alcohol y el tabaco, ya que son muy irritantes.
- Comer alimentos suaves como purés, caldos, flanes, pudines, batidos, carnes tiernas o tortillas.
- Cuidar la textura de los alimentos adicionando salsas, aceite o mantequilla para suavizar el alimento y hacer más fácil su masticación y deglución.
- Cuando los alimentos sólidos no son bien tolerados, se debe probar con dietas trituradas o suplementos alimenticios que ayuden a asegurar un aporte nutricional suficiente.
- Mantener una escrupulosa higiene bucal resulta de gran importancia en las personas con mucositis oral.

6.8. Xerostomía

La xerostomía se define como sequedad de la boca derivada de una ausencia de saliva. Su aparición es frecuente como consecuencia de ciertos tratamientos, siendo las personas ancianas más susceptibles de padecerla puesto que muchas veces suelen estar polimedicadas y son numerosos los fármacos que pueden causar sequedad de boca. Además, los tratamientos antineoplásicos, especialmente la radioterapia, propician su aparición al destruir las glándulas salivares.

La prevalencia de xerostomía es de hasta un 77% en pacientes con cáncer, pudiendo ser de entre 60-100% en aquellos pacientes con cáncer de cabeza y cuello que han recibido tratamiento radioterápico (45). Sin embargo, los avances científicos como la radioterapia de intensidad modulable o la administración de sustancias citoprotectoras hace que en la actualidad este efecto secundario de los tratamientos sea notablemente menor que antes (46).

Consejos dietéticos en la xerostomía

- Tomar alimentos que estimulan la salivación: cubitos de hielo, frutas ácidas, algunas gelatinas, etc.
- Tomar alimentos de textura blanda, alimentos jugosos, con alto contenido en agua (frutas y verduras principalmente), cocinados con salsas, etc.
- Evitar alimentos secos como pan tostado, galletas, patatas «tipo chip», quesos muy curados, frutos secos, garbanzos, etc.
- Comer caramelos y chicles sin azúcar.
- Mantener una abundante ingesta de líquidos. Tener siempre agua a mano para poder humedecer la boca cuando sea necesario.
- Mantener una buena higiene bucal, ya que la falta de saliva facilita la aparición de caries.
- No fumar ni consumir bebidas alcohólicas.

7

Suplementación nutricional en el paciente oncológico

Las necesidades nutricionales aumentadas, junto con una menor ingesta debido a los trastornos y alteraciones previamente mencionadas, hace que la intervención nutricional sea clave para asegurar un buen estado nutricional que mejore la calidad de vida del paciente y le ayude a combatir la enfermedad.

7.1. Alimentación tradicional adaptada

Cuando los consejos nutricionales, ya sean generales o específicos según el trastorno, son suficientes para que se pueda mantener la ingesta y, por tanto, un estado nutricional adecuado, se debe favorecer el mantenimiento de una alimentación tradicional. La sensación de comer lo habitual y evitar la monotonía que puedan provocar otras formas de alimentación, ayudan a mantener una ingesta adecuada y una mejor calidad de vida. Sin embargo, esta estrategia no siempre es suficiente y se debe valorar la utilización de otras formas de alimentación adaptadas a la situación de cada individuo (Figura 6).

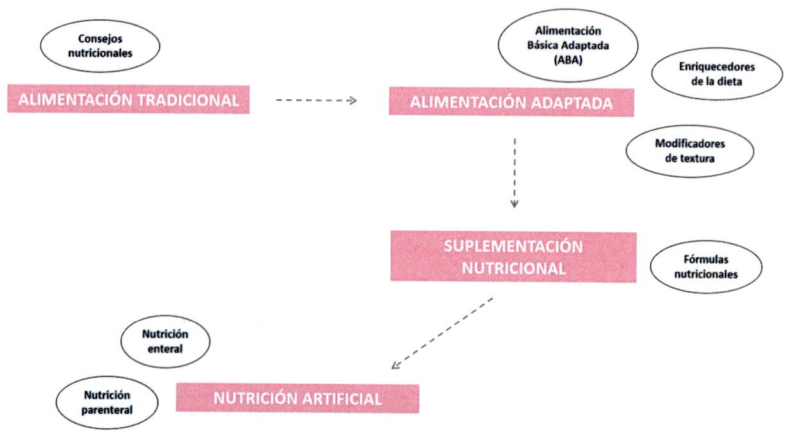

Figura 6

Fases del soporte nutricional en el paciente oncológico

Sin embargo, cuando la alimentación tradicional no es posible, se debe recurrir a la alimentación tradicional adaptada. Uno de los ejemplos más claros de este tipo de alimentación son las dietas trituradas, donde una persona con problemas a la hora de ingerir alimentos sólidos puede tomar un plato tradicional, con todos los ingredientes, pero de forma triturada. Un problema importante de estas dietas es que no todas las preparaciones pueden ser sabrosas, de textura homogénea y, en definitiva, apetecibles.

Para preparar dietas trituradas se deben tener en cuenta diferentes aspectos como el sabor (evitar gustos demasiado fuertes) o la textura, siendo este último uno de los aspectos más importantes. Hay que tener en cuenta que los triturados deben ser homogéneos, es decir, que no contengan hilos, pieles o grumos. También es muy importante el color del triturado, ya que la vista juega un papel muy importante en hacer que un plato sea más o menos atractivo y estimule el apetito. Además, tal y como se ha mencionado en el apartado de «trastornos o alteraciones nutricionales en el paciente oncológico y consejos dietéticos», para evitar perder la densidad nutricional de los preparados se aconseja utilizar caldos o lácteos en lugar de agua para diluir los triturados.

Teniendo en cuenta que puede resultar una forma de alimentación muy monótona, se debe intentar utilizar diferentes productos para conseguir dietas trituradas variadas. De forma general, se debe valorar la utilización de ciertos alimentos más o menos apropiados para este tipo de dietas (Tabla 6).

Tabla 6

Adecuación de ciertos alimentos para su utilización en dietas trituradas

	Alimentos recomendados	Alimentos no recomendados
Cereales	Patata, arroz, trigo, pan tostado.	Pasta, ciertos cereales integrales.
Verduras	Utilizar según preferencia individual.	Evitar verduras con hilos.
Carnes	Pollo, cerdo, ternera, cordero.	
Pescados	Pescados con pocas espinas, sin piel, en conserva. Pescados blancos: menos intensos.	Pescados con muchas espinas o difíciles de quitar, con piel.
Lácteos	Fondos de leche, queso, yogures.	Si no hay contraindicación, favorecer leche y lácteos enteros.

Pese a que las dietas trituradas pueden ser preparadas en casa, es cierto que no resultan sencillas de preparar, especialmente sin unos conocimientos básicos. Además, este tipo de dietas pueden presentar déficits nutricionales, especialmente cuando se siguen durante períodos largos (47). Por ello, se puede considerar la utilización de preparados comerciales, que suelen presentarse en forma de purés o purés liofilizados (en polvo) que tras reconstituirlos con agua, leche o caldo se pueden consumir tras calentarlos. A la comodidad de sólo tener que calentarlos (y en algunos casos reconstituirlos) se le añade la tranquilidad de saber que serán platos con alto contenido calórico, proteico y rico en vitaminas y minerales.

Tanto a la alimentación tradicional como a la triturada, se le pueden añadir enriquecedores de la dieta, preparados, generalmente en polvo, de nutrientes concretos que se adicionan a las comidas y aportan un beneficio al individuo. Ejemplos de estos enriquecedores son preparados de fibra que mejoran la función intestinal, preparados de proteína que aumentan la carga proteica del plato o de algún aminoácido concreto cuyo efecto sobre el organismo hace que sea interesante su utilización como enriquecedor. El uso de este tipo de productos deberá ser indicado o recomendado por nutricionistas u otros profesionales de la salud.

Una alteración nutricional muy común en la que resulta indispensable la modificación de la dieta es la disfagia. Como se ha visto en el apartado anterior, los pacientes con disfagia tienen dificultades para tragar, ya sean líquidos o sólidos, lo que hace que se deba modificar la textura de los alimentos para que puedan ingerirlos más fácilmente. Uno de los productos más utilizados es el de los espesantes para sólidos y líquidos, que modifican la textura de los alimentos de forma que se obtenga la textura ideal que el paciente pueda ingerir. También hay que cuidar mucho la hidratación, especialmente en aquellos con disfagia a líquidos, y para ello existen en el mercado aguas gelificadas.

7.2. Suplementación nutricional

Cuando, pese a los consejos dietéticos, la alimentación tradicional o la adaptación de la misma no es capaz de cubrir los requerimientos nutricionales, se deben utilizar suplementos nutricionales para complementar la alimentación diaria. Los suplementos son fórmulas con una composición nutricional definida, concebidas para situaciones especiales.

Pautas para la suplementación nutricional

El primer concepto que hay que tener claro es que la función de los suplementos nutricionales no es la de sustituir la alimentación tradicional, sino completarla cuando no se pueden cubrir todos los requerimientos nutricionales con ella.

A través de valoraciones antropométricas y del cálculo del gasto energético se definen las necesidades o requerimientos que un paciente tiene, teniendo en cuenta también su estado patológico. Por otro lado, se estima el aporte que la persona está obteniendo a través de la dieta con cuestionarios y recordatorios, y con los dos datos se calcula la diferencia entre lo que se necesita y lo que se ingiere. Esa diferencia es la que hay que cubrir con los suplementos nutricionales (Figura 7).

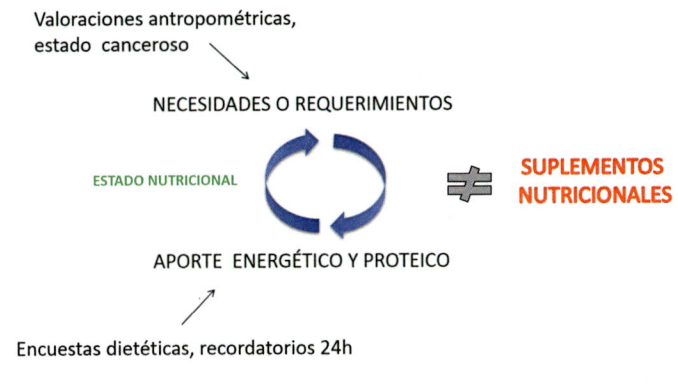

Figura 7

Procedimiento para pautar la suplementación nutricional

Los suplementos nutricionales deben presentar densidades energéticas y proteicas elevadas (>1,5 kcal/mL). La recomendación suele ser de 1 ó 2 envases al día, los cuales se deben tomar fuera de las comidas principales, puesto que el objetivo no es sustituir comidas, sino completar la alimentación. Por otra parte, teniendo en cuenta la dificultad para comer que puede haber y que los suplementos pueden no resultar atractivos, se pueden probar diferentes marcas y sabores para encontrar los suplementos más adecuados para cada persona.

En el mercado existe una gran cantidad de productos, pero la elección dependerá de la situación concreta de la persona. Las diferentes opciones que hay suelen basarse en los siguientes aspectos:

- **Densidad energética y proteica:** siempre deben poseer una densidad alta.
- **Con o sin fibra:** según la situación de la persona, se preferirá una u otra opción. Por ejemplo, en el caso del estreñimiento, será interesante adquirir fórmulas con fibra.
- **Cantidad:** hay formatos de mayor o menor volumen.
- **Otras patologías:** existen opciones indicadas para personas con otras patologías asociadas, como diabetes o problemas gastrointestinales.
- **Adición de otros nutrientes:** a medida que a través de la evidencia científica se muestran resultados positivos en la recuperación de personas con desnutrición y caquexia que han sido suplementadas con algún nutriente, se comercializan nuevos productos. El ácido eicosapentanoico (EPA) y el ácido docosahexanoico (DHA), de la familia de los ácidos grasos omega-3, y aminoácidos como la arginina, son algunos de los más estudiados y comercializados.

Las páginas web de las casas comerciales suelen ofrecer una amplia información acerca de la composición nutricional y las indicaciones de sus productos. En las Tablas 7 y 8 se han resumido algunos ejemplos de productos y sus indicaciones.

Tabla 7
Productos de la marca Nutricia® y características

Nutricia Advanced Medical Nutrition		
Indicación	**Características**	**Ejemplos**
Generales	Hipercalórico Hiperproteico	Fortimel Extra® y Forticare®
Estreñimiento/Diarrea	Con fibra/Sin fibra	Diarrea: Fortimel extra® Estreñimiento: Fortimel compact®
Anorexia	Formato compacto	Fortimel compact®
Disfagia	Espesantes Aguas Gelificadas	Nutilis powder®
Diabetes	Fórmulas específicas	Diasip®
EPA/DHA	Suplementación adicional	Forticare®

Tabla 8

Productos de la marca Nestlé® y características

Nestlé Health Science		
Indicación	**Características**	**Ejemplos**
Generales	Hipercalórico Hiperproteico	Resource HP/HC®, Renutryl®
Anciano	Suplementada con Vit.D y Calcio	Resource Senior Activ®
Estreñimiento/Diarrea	Con fibra/Sin fibra	Diarrea: Resource HP/HC® Estreñimiento: Resource protein fibra®
Anorexia	Formato compacto, menor cantidad	Resource Support Plus® (batido) Resource Support Instant® (polvo)
Disfagia	Espesantes Aguas Gelificadas Otros	Resource® espesante (3 tipos) Resource® crema Resource DB® crema (diabetes)
Diabetes	Fórmulas específicas	Resource Diabet® (HP) Resource Diabet Plus® (HP + HC)
EPA/DHA	Suplementación adicional	Resource Support Plus® (batido) Resource Support Instant® (polvo)
Malabsorción intestinal	Proteína sérica hidrolizada	Resouce Peptide®

7.3. Nutrición artificial

Cuando la alimentación oral no es capaz de asegurar un aporte mínimo de nutrientes y es necesaria una recuperación del estado de desnutrición severo, se debe considerar la utilización de la nutrición artificial. El equipo médico debe valorar de forma individual su posible utilización y sopesar beneficios y riesgos, ya que no todas las personas pueden ser alimentadas de esta manera y existe riesgo de complicaciones severas.

La nutrición artificial es aquella que comprende la administración de nutrientes a través de formulaciones químicas por vía digestiva (nutrición enteral), intravenosa (nutrición parenteral) o una combinación de ambas. Pese a que hasta hace unos años este tipo de alimentación se realizaba únicamente en el ámbito hospitalario, el desarrollo de la alimentación artificial domiciliaria ha posibilitado un gran avance en la calidad de vida de los pacientes con cáncer afectados por una desnutrición severa (16).

Se recomienda su utilización en aquellas personas que no pueden cubrir más del 60% de sus requerimientos nutricionales durante:

- 5 días en personas en estado grave o desnutrición previa.
- 7-14 días en el resto de personas.

Nutrición enteral

La nutrición enteral es aquella que administra los nutrientes necesarios directamente en el tracto gastrointestinal a través de una sonda. Estas sondas son comúnmente administradas por vía nasal, y dependiendo de la colocación del extremo distal, serán: 1) sonda nasogástrica, desde la nariz hasta el estómago, o 2) sonda nasoenteral, desde la nariz hasta distintas partes del intestino (nasoduodenal y nasoyeyunal). Otra vía de administración es la de la ostomía, en la que se introduce la sonda en el tracto gastrointestinal a través de la piel (gastrostomía, duodenostomía, yeyunostomía).

En el año 2015 Escortell y colaboradores (48) publicaron un artículo en el que, tras consultar estudios realizados entre los años 2004 y 2014, concluían que una introducción precoz de la nutrición enteral, así como su preferencia frente a la parenteral, mejoraban notablemente el estado nutricional de los pacientes con cáncer.

Nutrición parenteral

La nutrición parenteral hace referencia a la alimentación administrada por vía intravenosa cuando el paciente, además de no poder ingerir la cantidad de alimentos que cubra sus requerimientos mínimos, sufre alteraciones en el tracto gastrointestinal que le impiden ser alimentado con nutrición enteral (49). Entre estas alteraciones se encuentran la disfunción de estómago e intestino o ausencia de los mismos y el padecimiento de vómitos o diarreas graves.

Pese a que la nutrición parenteral resulta útil en situaciones extremas, se debe recordar que siempre será preferible la nutrición enteral, ya que la estricta supervisión médica, el coste económico y las complicaciones metabólicas que pueden derivarse de la nutrición parenteral hacen que su utilización sea más difícil e incómoda.

8

Tratamiento farmacológico

8.1. Tipos de tratamientos farmacológicos

Las opciones y recomendaciones para el tratamiento del cáncer dependen de las características de la persona que se ve afectada, tales como la edad, el sexo y otras enfermedades que pueda padecer. Otros factores que se tienen en cuenta a la hora de pautar el tratamiento son la ubicación del tumor, el momento en el que ha sido detectado y su extensión. No obstante, el objetivo de cualquier tratamiento es maximizar la muerte de las células cancerosas y minimizar la muerte de las células que no están afectadas. Por ello, los tratamientos para esta enfermedad están diseñados ya sea para matar/eliminar directamente las células cancerígenas o para producir su muerte evitando que les lleguen las señales necesarias para la división celular. Así mismo, otros tratamientos son capaces de estimular los sistemas de defensa del cuerpo para que actúen contra las células cancerosas (50).

En las últimas décadas el tratamiento del cáncer ha evolucionado significativamente, ya que se han perfeccionado las diferentes modalidades terapéuticas, como la cirugía, la radioterapia, la quimioterapia y las terapias hormonal y biológica. El avance obtenido en la curación, la supervivencia y la calidad de vida ha sido consecuencia de un manejo multidisciplinar de esta enfermedad, combinando estas modalidades de tratamiento (1).

La cirugía es la modalidad terapéutica más antigua, ya que hasta el inicio de la radioterapia a principios del siglo xx, esta suponía el único tratamiento curativo y paliativo del cáncer.

La radioterapia, en la actualidad, es una de las terapias oncológicas más empleadas, ya que los avances desarrollados en los últimos años han permitido que el tratamiento radioterápico se realice con gran precisión, preservando y minimizando los efectos secundarios de los tejidos sanos.

Estos dos procedimientos, la cirugía y la radioterapia, están destinados a eliminar el tumor por métodos físicos. En ambos casos, el tratamiento se focaliza sobre el tumor y no debería afectar al organismo en general.

Sin embargo, el resto de tratamientos no cuentan con esta característica, como es el caso del tratamiento quimioterápico; este consiste en una combinación de fármacos que, administrados periódicamente durante un tiempo más o menos largo, tiene como objetivo eliminar las células cancerosas. Como ya se ha mencionado en los primeros capítulos, los tumores malignos se caracterizan por estar formados por células con mecanismos de regulación alterados, por lo que son capaces de multiplicarse descontroladamente. Los fármacos quimioterápicos actúan sobre la fase de división celular, que en el caso de las células cancerosas se encuentra alterada, provocando con el tiempo una disminución o desaparición del tumor maligno. Hay que tener en cuenta que las células sanas también se encuentran reguladas por estos mecanismos, por lo que, como los fármacos quimioterápicos, llegan prácticamente a todos los tejidos del organismo y ejercen su acción tanto en las células cancerosas como en las sanas. Debido a la acción sobre estas últimas, pueden aparecer una serie de síntomas más o menos intensos y generalmente transitorios, denominados efectos secundarios (1, 50). Por último, cabe mencionar cuáles son los objetivos de los tratamientos de terapia hormonal y biológica. En lo que respecta a la terapia hormonal, se utilizan fármacos derivados de hormonas naturales que evitan que tumores que dependen de hormonas para su crecimiento, como el de mama en mujeres o el de próstata en hombres, puedan utilizarlas para crecer. En el tratamiento con terapia biológica, se administran fármacos que modulan o refuerzan la respuesta inmunológica del paciente, que actúa atacando lugares concretos de las células tumorales (50).

8.2. Efectos sobre la nutrición en el paciente

Llegado el momento de pautar un tratamiento para el cáncer, es importante tener en cuenta el estado nutricional de cada paciente en el momento en el que se va a prescribir y/o dispensar un determinado fármaco o tratamiento. Son conocidos los anteriormente mencionados efectos secundarios relacionados con la nutrición, así como las diversas interacciones de los medicamentos con los alimentos.

Efectos secundarios relacionados con la nutrición

Los efectos secundarios que desencadenan algunos de estos tratamientos, en su mayoría los llevados a cabo con fármacos quimioterápicos y terapias biológicas y hormonales, pueden agravar el estado nutricional de la persona. Algunos de estos trastornos más frecuentes son náuseas y vómitos, diarrea o estreñimiento, pérdida de apetito, caída del cabello, cansancio, etc (1). En la Tabla 9 se recogen algunos ejemplos de trastornos y efectos secundarios relacionados con la nutrición, asociados a fármacos antineoplásicos.

Es importante tener en cuenta que no todas las personas experimentan todos los efectos secundarios; algunas personas no experimentan ninguno y otras unos pocos. Asimismo, la gravedad de los efectos secundarios varía en gran medida de unas personas a otras. Muchos de estos efectos desaparecen con bastante rapidez tras haber finalizado el tratamiento, aunque algunos pueden tardar algo más de tiempo. El tiempo que toma sobreponerse a estos molestos efectos y recuperar fuerzas también varía de unas personas a otras.

Tabla 9

Relación entre fármacos antineoplásicos y trastornos asociados (50-51)

Fármaco antineoplásico	Trastorno	Efectos secundarios asociados
Carmustina (riesgo alto < 90%)	Náuseas y vómitos	Malnutrición
Cisplatino (riesgo alto < 90%)		Alcalosis
Ciclofosfamida (riesgo alto < 90%)		Deshidratación
Amifostina (riesgo moderado 60%-90%)		Hiponatremia
Busulfán (riesgo moderado 60%-90%)		Disminución del apetito
Carboplatino (riesgo moderado 60%-90%)		
Doxorrubicina (riesgo moderado 60%-90%)		
Metotrexato (riesgo moderado 60%-90%)		
5- fluorouracilo	Diarrea	Deshidratación
Irinotecan		Dolor abdominal
Topotecan		
Matotrexato		
Docetaxel		
Vincristina	Estreñimiento	Obstrucción intestinal
Vinblastina		
Cisplatino		
Cisplatino	Alteraciones del sentido del gusto (sabor metálico)	
Ciclofosfamida		
Doxorrubicina		
5- fluorouracilo		
Placitaxel		
Vincristina		

Una correcta intervención nutricional y un adecuado asesoramiento pueden contribuir a mejorar la calidad de vida de estos pacientes en todas las fases de la enfermedad. De hecho, se considera que entre el 20% y el 30% de la calidad de vida de una persona que padece cáncer depende de la ingesta de alimentos y del estado nutricional (20).

Interacción fármaco-alimento

En la actualidad se sabe que los alimentos contienen nutrientes y otras sustancias que pueden afectar en diferentes grados a la farmacocinética (procesos a los que se ven sometidos los fármacos en el organismo) y a la farmacodinamia (efecto de los fármacos en el organismo). Por ello, con el fin de asegurar una correcta absorción y un efecto final adecuado de los fármacos, estos deben administrarse según las especificaciones descritas y teniendo en cuenta las ingestas de comida (Tabla 10).

Tabla 10
Ejemplos de administración oral de fármacos antineoplásicos. Modificado de Fort y colaboradores

Principio activo	Forma de administración
Abiratenona	1 hora antes ó 2 horas después de la ingesta.
Alectinib	30 minutos después de la ingesta.
Dasatinib	Independiente de las comidas.
Dexametasona	Con alimentos.
Eltrombopag	Espaciar 4 horas con lácteos, suplementos minerales (hierro, calcio, magnesio).
Etoposido	1 hora antes ó 2 horas después de la ingesta.
Posaconazol comprimidos	Independiente de las comidas.
Posaconazol suspensión	Con alimentos grasos.
Regorafenib	Con alimentos con < 30% de grasa.
Topotecan	Con alimentos.

De igual manera, los fármacos causan impacto sobre el estado nutricional, alterando la utilización normal de los nutrientes, ya sea produciendo una deficiencia nutricional o interfiriendo en el proceso natural de la alimentación, generando hambre o anorexia, vómitos, náuseas, etc., comprometiendo con todo ello el estado nutricional de la persona (53).

Diversos fármacos antineoplásicos utilizados en los tratamientos quimioterápicos provocan trastornos en el tracto digestivo, produciendo daño en las mucosas y microvellosidades intestinales, y alterando las enzimas digestivas. Como consecuencia de ello se puede producir diarrea, malabsorción de las proteínas, grasas, vitaminas liposolubles, vitamina B_{12} y electrolitos e intolerancia a la lactosa. Estos desequilibrios nutricionales pueden compensarse en muchos casos con una suplementación en la dieta de los nutrientes deficitarios (descritos en capítulos anteriores).

Tabla 11
Interacción entre fármacos antineoplásicos y alimentos.
Modificada de Manual práctico de Nutrición y Salud (2)

Fármaco	Alimentación/dieta	Mecanismo y efecto
Mercaptopurina Metotrexato Melfalan 5- fluorouracilo	Alimentos en general	Disminución de la biodisponibilidad de los fármacos.
Mercaptopurina	Leche fresca o pasteurizada	Degradación de la mercaptopurina por acción de las oxidasas de la leche. Disminución de la biodisponibilidad.
Metotrexato	Leche	Formación de precipitados insolubles.
Estramustina		Disminución de la biodisponibilidad

Otros fármacos provocan alteraciones en el apetito y el gusto. Por ejemplo, quimioterápicos como el cisplatino, la ciclofosfamida, la doxorrubicina, el 5- fluorouracilo, el placitaxel o la vincristina están asociados frecuentemente a cambios en el sentido del gusto. Más en concreto, el cisplatino o el carboplatino pueden inducir alteraciones en la percepción del sabor, produciendo un sabor metálico en la boca. Estos efectos pueden empeorar también el estado nutricional de los pacientes con cáncer (2). En la Tabla 11 se describen algunas de las múltiples interacciones entre fármacos antineoplásicos y la presencia de alimentos en general en el tracto gastrointestinal, además de su mecanismo y efecto.

9

Bibliografía

1. Asociación Española Contra el Cáncer [Internet]. España: 2018 © AECC Asociación Española Contra el Cáncer [Acceso: Febrero de 2018]. Disponible en: https://www.aecc.es/es
2. Manual Práctico de Nutrición y Salud Kellogg´s. Alimentación para la prevención y el manejo de enfermedades prevalentes. Madrid (España): Exlibris Ediciones, S. L; 2012.
3. Manual de enfermería oncológica. Ciudad Autónoma de Buenos Aires (Argentina): Instituto Nacional del Cáncer; 2014.
4. Organización Mundial de la Salud [Internet]. © 2018 WHO [Acceso: Febrero 2018]. Disponible en http://www.who.int/es/news-room/fact-sheets/detail/cancer
5. Cifras del cáncer en España [Internet]. © 2018 Sociedad Española de Oncología Médica.
6. Catherine Sánchez N. Conociendo y comprendiendo la célula cancerosa: fitopatología del cáncer. Revista Médica Clínica Condes. 2013;24(4):553-62.
7. González Svatetz, CA. Nutrición y Cáncer. Lo que la ciencia nos enseña. Editorial médica Paramericana; 2016.
8. von Haehling S, Anker MS, Anker SD. Prevalence and clinical impact of cachexia in chronic illness in Europe, USA, and Japan: facts and numbers update 2016. J Cachexia Sarcopenia Muscle. 2016;7(5):507-9.

9. Fearon K, Strasser F, Anker SD, Bosaeus I, Bruera E, Fainsinger RL, et al. Definition and classification of cancer cachexia: an international consensus. Lancet Oncol. 2011;12(5):489-95.

10. Mijan de la Torre A. El musculo, elemento clave para la supervivencia en el enfermo neoplasico. Nutricion Hospitalaria. 2016;33(1):11-6.

11. Warren J. The immediate cause of death in cancer. The American Journal of the Medical Sciences. 1932;184:610-3.

12. Foz M, Barbany M, Remesar X, Carrillo M, Aranceta J, Garcia-Luna P, et al. Consenso SEEDO'2000 para la evaluacion del sobrepeso y la obesidad y el establecimiento de criterios de intervencion terapeutica. Medicina clínica. 2000;115(15):587-97.

13. Tuca Rodríguez A, Calsina-Berna A, González-Barboteo J, Gómez-Batiste Alentorn X. Cancer cachexia. Med Clin (Barc). 2010;135(12):568-72.

14. Ortega Anta R, Requejo Marcos A. Nutriguía: manual de nutrición clínica en atención primaria. 1 ed. Madrid (Spain): Editorial Complutense; 2006.

15. Valenzuela-Landaeta K, Rojas P, Basfi-fer K. Nutritional assessment for cancer patient. Nutr Hosp. 2012;27(2):516-23.

16. Gómez C, Sastre A, de Cos A, Soria P. Evaluación del estado nutricional en el paciente oncológico. En: Soporte nutricional en el paciente oncológico. Madrid: Bristol-Myers Squibb; 2002.

17. Detsky AS, McLaughlin JR, Baker JP, Johnston N, Whittaker S, Mendelson RA, et al. What is subjective global assessment of nutritional status? J Parenter Enteral Nutr. 1987;11(1):8-13.

18. Ottery FD. Rethinking nutritional support of the cancer patient: the new field of nutritional oncology. Semin Oncol. 1994;21(6):770-8.

19. Ferguson ML, Bauer J, Gallagher B, Capra S, Christie DR, Mason BR. Validation of a malnutrition screening tool for patients receiving radiotherapy. Australas Radiol. 1999;43(3):325-7.

20. Sociedad Española de Farmacia Familiar y Comunitaria. Guía de actuación nutricional en pacientes oncológicos en la farmacia comunitaria. Barcelona (España): Glosa S.L.; 2016.

21. Mataix Verdú, J. Nutrición y alimentación humana Vol. 2. Madrid: Ed. Ergon; 2009.

22. Gil A. Tratado de Nutrición. 3 ed. Editorial médica Panamericana; 2017.

23. Ezeoke CC, Morley JE. Pathophysiology of anorexia in the cancer cachexia syndrome. J Cachexia Sarcopenia Muscle. 2015;6(4):287-302.

24. Laviano A, Meguid MM, Inui A, Muscaritoli M, Rossi-Fanelli F. Therapy insight: Cancer anorexia-cachexia syndrome--when all you can eat is yourself. Nat Clin Pract Oncol. 2005;2(3):158-65.

25. Tisdale MJ. Cancer cachexia. Anticancer Drugs. 1993;4(2):115-25.

26. Tonato M, Roila F, Del Favero A. Methodology of antiemetic trials: a review. Ann Oncol. 1991;2(2):107-14.

27. Osoba D, Zee B, Pater J, Warr D, Latreille J, Kaizer L. Determinants of postchemotherapy nausea and vomiting in patients with cancer. Quality of Life and Symptom Control Committees of the National Cancer Institute of Canada Clinical Trials Group. J Clin Oncol. 1997;15(1):116-23.

28. Vera R, Martínez M, Salgado E, Láinez N, Ilarramendi JJ, Albístur JJ. Tratamiento de la emesis inducida por quimioterapia. 2004;27(3):117-23.

29. Yamashita H, Nakagawa K, Tago M, Nakamura N, Shiraishi K, Eda M, et al. Taste dysfunction in patients receiving radiotherapy. Head Neck. 2006;28(6):508-16.

30. Zheng WK, Inokuchi A, Yamamoto T, Komiyama S. Taste dysfunction in irradiated patients with head and neck cancer. Fukuoka Igaku Zasshi. 2002;93(4):64-76.

31. Mossman KL, Henkin RI. Radiation-induced changes in taste acuity in cancer patients. Int J Radiat Oncol Biol Phys. 1978;4(7-8):663-70.

32. Hovan AJ, Williams PM, Stevenson-Moore P, Wahlin YB, Ohrn KE, Elting LS, et al. A systematic review of dysgeusia induced by cancer therapies. Support Care Cancer. 2010;18(8):1081-7.

33. Camp-Sorrel D. Chemotherapy, toxicities and management. En: Frogge M, Goodman, M., editor. Cancer Nursing: Principles and Practice. 6 ed: Jones & Bartlett Learning; 2005. p. 412-57.

34. Muehlbauer PM, Thorpe D, Davis A, Drabot R, Rawlings BL, Kiker E. Putting evidence into practice: evidence-based interventions to prevent, manage, and treat chemotherapy- and radiotherapy-induced diarrhea. Clin J Oncol Nurs. 2009;13(3):336-41.

35. Ippoliti C. Antidiarrheal agents for the management of treatment-related diarrhea in cancer patients. Am J Health Syst Pharm. 1998;55(15):1573-80.

36. Instituto Nacional del Cáncer [Internet]. NIH ... Transformación de Descubrimientos en Salud ®. [Acceso: Julio 2017]. Disponible en https://www.cancer.gov/espanol/cancer/tratamiento/efectos secundarios/estrenimiento/complicaciones-gi-pro-pdq#section/_131

37. Mostafa SM, Bhandari S, Ritchie G, Gratton N, Wenstone R. Constipation and its implications in the critically ill patient. Br J Anaesth. 2003;91(6):815-9.

38. Connolly M, Larkin P. Managing constipation: a focus on care and treatment in the palliative setting. Br J Community Nurs. 2012;17(2):60, 2-4, 6-7.
39. Arias F, Manterola A, Domínguez MA, Martínez E, Villafranca E, Romero P, et al. Acute dysphagia of oncological origin. Therapeutic management. An Sist Sanit Navar. 2004;27 Suppl 3:109-15.
40. Belafsky PC, Mouadeb DA, Rees CJ, Pryor JC, Postma GN, Allen J, et al. Validity and reliability of the Eating Assessment Tool (EAT-10). Ann Otol Rhinol Laryngol. 2008;117(12):919-24.
41. National Dysphagia Diet Task Force, American Dietetic Association. National Dysphagia Diet: Standarization for Optimal Care. Academy of Nutrition & Dietetics; 2002.
42. Lalla RV, Sonis ST, Peterson DE. Management of oral mucositis in patients who have cancer. Dent Clin North Am. 2008;52(1):61-77, viii.
43. Alonso Castell P, Basté Dencas MA, Creus Viles M, Del pino Gaya B, Gómez Blasco C, Gómez Gener A, et al. Prevención y tratamiento de la mucositis en el paciente onco-hematológico. 2001; 25(3):139-49.
44. Oncology nursing society [Internet]. [Acceso: Septiembre de 2017]. Disponible en: https://www.ons.org/
45. Ulloa JP, Fredes F. Current management of xerostomia. 2016;76:243-8.
46. Vives-Soler A, López-López J, Jané-Salas E. Xerostomía y radioterapia de cabeza y cuello: actualización. Rev Colomb Cancerol; 2016. p. 26-32.
47. Velasco C, García-Peris P. Texture-modified foods; from grounding or dehydration to current products. Nutr Hosp. 2014;29(3):465-9.
48. Escortell Sánchez R, Reig García-Galbis M. Enteral nutrition on the nutritional status of cancer. Nutr Hosp. 2015;32(4):1408-16.
49. Comisión de Nutrición Artificial Dietética y Dietoterapia. Manual de Nutrición Artificial del Hospital La Fe. NovaBernia S.L.U; 2015.
50. Pontón JL. Centre d'Informació de Medicaments de Catalunya [Internet]. [Acceso: Marzo de 2018] Disponible: http://www.cedimcat.info/index.php?option=com_content&view=article&id=226:tratamiento-farmacologico-del-cancer&catid=41&Itemid=472&lang=es
51. Cancer.net [Internet]. [Acceso: Marzo 2018]. Disponible: https://www.cancer.net/
52. Fort Casamartina E, Arribas Hortiguela L, Carmen Bleda Pérez C, Muñoz Sánchez C, Peiro Martínez I, Perayre Badía M, et al. Interacción entre tratamientos oncológicos y soporte nutricional. Nutrición Hospitalaria. 2016;33:50-7.
53. Araujo López DA. Fármaco-nutrimento: interacción insuficientemente considerada. Revista de Especialidades Médico-Quirúrgicas. 2014;19.

10

Anexos

Anexo I. Valoración global subjetiva por el paciente

Instrucciones

Rellene el siguiente formulario:

A completar por el paciente:				
Nombre:	**Apellido:**	**Edad:**		**Fecha:**
PESO:				
Peso actual en Kg:		Peso hace 3 meses, en Kg:		
ALIMENTACIÓN: Respecto hace 1 mes:				
Como más		Como igual	Como menos	
TIPO DE ALIMENTOS:				
Dieta normal	Pocos sólidos	Sólo líquidos	Sólo preparados	Muy pocos alimentos
ACTIVIDAD COTIDIANA: En el último mes:				
Normal	Menor de la habitual	Sin ganas de nada		Paso más de la mitad del día en la cama/sentado
DIFICULTAD PARA ALIMENTARSE:			Sí	No
En caso afirmativo, señale cual/cuales de los problemas presenta:				
Falta de apetito		Ganas de vomitar		
Vómitos		Estreñimiento		
Diarrea		Olores desagradables		
Los alimentos no tienen sabor		Sabores desagradables		
Me siento lleno enseguida		Dificultad para tragar		
Problemas dentales		Depresión		
Dolor (indicar dónde)		Problemas económicos		

A completar por el médico:		
Enfermedades:		
Tratamiento oncológico:		
Otros tratamientos:		
ALBÚMINA:		
Antes del tratamiento oncológico: g/dL	Tras del tratamiento oncológico: g/dL	
EXPLORACIÓN FÍSICA:		
Pérdida del tejido adiposo:		
No	Sí	Indicar grado:
Pérdida de masa muscular:		
No	Sí	Indicar grado:
Edemas y/o ascitis:		
No	Sí	Indicar grado:
Úlceras por presión	Sí	No
Fiebre	Sí	No

Valoración global (Teniendo en cuenta el formulario, señale lo relativo a cada dato clínico.)			
Dato clínico	A	B	C
Pérdida de peso	<5%	5-10%	>10%
Alimentación	Normal	Deterioro leve/moderado	Deterioro grave
Impedimentos de ingesta	No	Leves/moderados	Graves
Deterioro de actividad	No	Leve/moderado	Grave
Edad	65	>65	>65
Úlceras por presión	No	No	Si
Fiebre/Corticoides	No	Leve/moderada	Elevada
Tratamiento antineoplásico	Bajo riesgo	Medio riesgo	Alto riesgo
Pérdida adiposa	No	Leve/moderada	Elevada
Pérdida muscular	No	Leve/moderada	Elevada
Edemas/ascitis	No	Leve/moderados	Importantes
Albumina (previa tto)	>3,5	3,0-3,5	<3,0
Prealbumina (tras tto)	>18	15-18	< 15

Valoración global

A → Buen estado nutricional.

B → Riesgo de malnutrición o malnutrición moderada.

C → Malnutrición grave.

Anexo II. Método de cribado nutricional (Malnutrition Screening Tool-MST). Modificado de Queensland Health

Pregunta	Puntos
¿Ha perdido peso de forma involuntaria recientemente?	
No	0
No lo sé	2
Sí, he perdido peso:	
No sé cuanto	2
De 1 a 5 kg	1
De 6 a 10 kg	2
De 11 a 15 kg	3
Más de 15 kg	4
¿Come mal por disminución del apetito?	
No	0
Sí	1

Si el Total de puntos es ≥ 2 el paciente está en riesgo de desnutrición.

Anexo III. Herramienta para la evaluación la disfagia (Eating Assessment Tool-EAT). Modificado del Belafsky y colaboradores

Instrucciones

Responda las preguntas dando un número de puntos donde 0 equivale a ningún problema y 4 es un problema serio (0 totalmente en desacuerdo y 4 totalmente de acuerdo). Una vez finalizado el cuestionario sume el número de puntos obtenidos. Si la puntuación obtenida es ≥ 3 puede presentar problemas para tragar de manera segura y eficaz, y le recomendamos compartir sus resultados con su médico.

Nombre:	Apellido:	Sexo:	Edad:	Fecha:
Mi problema para tragar me ha llevado a perder peso				
0	1	2	3	4
Mi problema para tragar interfiere con mi capacidad para comer fuera de casa				
0	1	2	3	4
Tragar líquidos me supone un esfuerzo extra				
0	1	2	3	4
Tragar sólidos me supone un esfuerzo extra				
0	1	2	3	4
Tragar pastillas me supone un esfuerzo extra				
0	1	2	3	4
Tragar es doloroso				
0	1	2	3	4
El placer de comer se ve afectado por mi problema para tragar				
0	1	2	3	4
Cuando trago la comida se pega en mi garganta				
0	1	2	3	4
Toso cuando como				
0	1	2	3	4
Tragar es estresante				
0	1	2	3	4
Puntos totales